RÉFLEXIONS

SUR

L'OPHTHALMIE

D'EGYPTE OU ASIATIQUE.

RÉFLEXIONS

SUR

L'OPHTHALMIE

D'ÉGYPTE OU ASIATIQUE,

SUIVIES

DE L'HISTOIRE PARTICULIÈRE

D'UNE AFFECTION DE CE GENRE

Aussi remarquable par son *ancienneté* que par *ses complications*, *ses conséquences* fâcheuses, telles que l'*opacité complète* des cornées, et *la cécité* qui en fut la suite, et terminée, contre toute probabilité (avec les secours de l'art), par le rétablissement complet de la vision.

LUES À L'ACADÉMIE ROYALE DE MÉDECINE.

PAR LACROIX, FILS,

DOCTEUR EN CHIRURGIE DE LA FACULTÉ DE PARIS, ANCIEN CHIRURGIEN INTERNE ET AIDE DE CLINIQUE CHIRURGICALE A L'HÔTEL-DIEU, CHIRURGIEN RÉSIDANT A L'ÉCOLE D'APPLICATION DU CORPS ROYAL D'ÉTAT-MAJOR, etc., etc.

Da veniam scriptis, quorum non gloria nobis
Causa, sed utilitas officiumque fuit.

Ov.

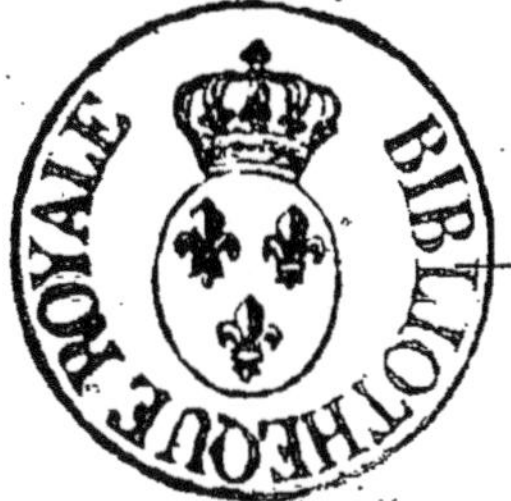

A PARIS,

DE L'IMPRIMERIE DE FIRMIN DIDOT,

RUE JACOB, N° 24.

1827.

RÉFLEXIONS

SUR

L'OPHTHALMIE

D'ÉGYPTE OU ASIATIQUE.

Da veniam scriptis, quorum non gloria nobis
Causa, sed utilitas officiumque fuit.

Ov.

L'OBSERVATION que je vais avoir l'honneur de lire à l'Académie, m'a paru offrir quelque intérêt sous le double rapport :

1° De l'espèce de *spécialité* qu'elle établit, en faveur de l'ophthalmie d'Égypte, de persister opiniâtrément, quoique soustraite à l'influence des causes qui l'ont produite ;

2° De la juste confiance qu'on peut en déduire, quant aux ressources de l'art, convenablement dirigées et appliquées au traitement de certaines maladies, parmi lesquelles celles des yeux peuvent être citées avec avantage.

Les exemples à l'appui ne nous manqueraient point, et nous pourrions rapporter des faits nombreux dont nous avons été témoin, tant à

*

l'Hôtel-Dieu, que dans la pratique particulière de M. le baron Dupuytren, dont nous nous honorerons toujours d'avoir été l'élève, si cette proposition avait besoin de commentaire.

Notre intention n'est pas non plus, en publiant cette Observation, de donner suite aux discussions qui se sont élevées entre les médecins de différents pays, pour arriver à résoudre cette question, encore indécise : Si l'ophthalmie d'Égypte *est ou n'est point contagieuse ?*

Qu'il nous suffise de dire que, tandis que nos voisins inclinent à la considérer comme telle (opinion qui s'est accréditée dans l'Asile Royal Militaire, où furent observés les premiers faits relatifs à l'espèce d'ophthalmie que les chirurgiens anglais ont appelée Ophthalmie d'Égypte , parce qu'ils ont supposé et supposent encore qu'elle a eu pour principe l'inflammation des yeux qui affecta un si grand nombre de soldats français et anglais pendant leur séjour en Égypte), les médecins et chirurgiens français, au contraire, parmi lesquels le témoignage de M. le baron Larrey peut être d'un grand poids , puisqu'on lui doit les premières données exactes sur cette maladie , s'accordent à la regarder comme *endémique*, et produite par certaines conditions inhérentes au pays où elle règne.

Comment, en effet, concilier les idées conçues en Angleterre sur l'ophthalmie dont il s'agit, avec ce fait notoire, que nos soldats, de retour en France, n'ont paru y exercer aucune fâcheuse influence sur la population ou sur le reste de l'armée, quoiqu'ils eussent rapporté des ophthalmies chroniques dont plusieurs furent très-graves, puisqu'elles amenèrent la désorganisation de l'œil, le *carcinôme*, et la perte de cet organe ?

Se pourrait-il, comme le fait observer très-judicieusement l'auteur de la Relation d'un Voyage à Londres, que la même maladie, développée dans des circonstances analogues, et s'étant montrée primitivement avec des caractères en tout semblables, ait été contagieuse dans un pays, et ne l'ait point été dans un autre ? ou bien, que le climat de la France fût moins propre que celui de l'Angleterre à faire passer de nouveau à l'état aigu cette sorte d'ophthalmie, quand elle est depuis long-temps à l'état chronique, et à donner momentanément une nouvelle activité au prétendu principe contagieux ?

Car, s'il faut en croire les médecins anglais, cette ophthalmie, devenue chronique, après avoir existé une première fois à l'état aigu, peut revêtir de nouveau ce dernier caractère, et à plusieurs reprises chez le même individu, par toutes les causes susceptibles d'ajouter à l'irritation dont la conjonctive est habituellement le siége , comme des écarts dans le régime , un état particulier de l'atmosphère , etc.

Tant qu'elle conserve le caractère chronique, cette ophthalmie est à peine, ou n'est que très-difficilement contagieuse ; mais son caractère contagieux se développe de nouveau , et jouit d'une grande activité pendant tout le temps que dure l'état aigu , toujours accompagné d'un flux abondant de matière puriforme ; lequel cas rentrerait parfaitement dans celui qui fait le sujet de cette observation, à part la contradiction manifeste qu'il impliquerait dans tous les autres.

Sans chercher d'ailleurs à établir que l'ophthalmie d'Égypte soit passée en Europe, et qu'elle y ait depuis exercé ses ravages, n'est-il pas plus naturel de penser, avec les traducteurs de Scarpa, que les conditions qui donnent lieu, en Égypte, à des épidémies d'ophthalmie, peuvent fort bien se rencontrer en Europe, et qu'il n'est pas nécessaire d'avoir recours à la contagion pour expliquer l'existence de ces épidémies ?

Le commencement de ce siècle vit naître une épidémie d'ophthalmies, qui envahit successivement la France, la Hollande et presque tout le nord de l'Europe : telles sont les préventions auxquelles s'abandonnent aveuglément certains esprits, que si l'on eût avancé que cette maladie s'était répandue par contagion, cette opinion, tout invraisemblable qu'elle eût été, n'en eût pas moins trouvé de nombreux partisans.

Deux exemples bien remarquables d'ophthalmies épidémiques sont, sans contredit, ceux rapportés par les traducteurs de Scarpa :

L'une d'elles se déclara à bord d'un vaisseau négrier, après quinze jours de navigation, lorsqu'on approcha de l'équateur. Tout l'équipage et les malheureux esclaves jouissaient d'une santé parfaite, au moment de l'embarquement. L'ophthalmie se montra d'abord parmi les Noirs placés à fond de cale. Bientôt la maladie, aggravée par une violente dyssenterie, se propagea de la cale à l'entre-pont, et elle ne tarda pas à sévir sur tout l'équipage.

Un seul matelot en fut exempt, et servit à diriger la marche du vaisseau.

Cette ophthalmie, de même que l'ophthalmie d'Égypte, débuta par une vive démangeaison, bientôt suivie de rougeur et de gonflement aux paupières. Ces symptômes augmentèrent d'intensité, et ne tardèrent point à se compliquer de douleurs violentes, d'un écoulement jaunâtre, épais, purulent, qui se manifesta le plus ordinairement du second au troisième jour.

Le navire *Le Lion*, qui croisait, à la même

époque, entre la côte d'Afrique et les Antilles , fut en proie à la même maladie; et son équipage tout entier perdit, avec la faculté de voir, celle de se diriger sur ces mers.

Un seul homme restait sain à bord du bâtiment, et la consternation y était générale.

La maladie continua ses ravages, malgré tous les moyens employés pour la combattre.

Certains sujets en furent atteints jusqu'à trois fois.

Quoi qu'il en soit, arrivé aux Antilles, l'équipage trouva dans les aliments frais, dans l'usage de lotions faites avec l'eau froide et le suc de citron, dans un air plus salubre, des remèdes efficaces contre l'ophthalmie; qui, bien qu'elle eût été si fatale à bord, ne se répandit point parmi les personnes qui communiquèrent avec le vaisseau.

Un autre fait non moins concluant, et qui se rattache essentiellement à notre sujet, est le suivant emprunté aux mêmes auteurs :

Les soldats revenus de la Terre-Sainte et de l'Égypte, du temps des Croisades, ne répandirent point parmi le peuple les ophthalmies dont ils étaient atteints.

Les Quinze-Vingts destinés, à Paris, à recevoir trois cents aveugles que saint Louis avait ramenés de sa malheureuse expédition, ne furent point la source où vinrent chercher des ophthalmies ceux qui leur apportaient des secours et des consolations.

Et, quoiqu'une aussi grande réunion d'individus affectés de l'ophthalmie d'Égypte ou d'Asie, *dans toute sa pureté*, constituât un foyer de contagion plus considérable et plus actif que ne pouvaient le faire des soldats épars et disséminés sur toute l'Europe, Paris, alors si insalubre, ne fut point ravagé par cette maladie.

Nous pourrions relater des exemples bien plus nombreux, qui serviraient à établir d'une manière incontestable la *non-contagion* de l'ophthalmie ; mais cela nous entraînerait au-delà des bornes de ce travail, et nous lirons de suite à l'Académie l'histoire du fait particulier qui s'est passé sous nos yeux :

Madame R***, âgée de trente-six ans, réglée à treize, mariée à dix-huit, et devenue veuve après trois mois de mariage, d'un tempérament lymphatique-sanguin, quitta Raguse, sa ville natale, en 1797, pour aller habiter l'Égypte, et se fixer avec sa famille au Grand-Caire.

Elle n'avait eu, jusqu'alors, d'autre maladie que la petite-vérole, dans sa plus tendre enfance ; et cette affection, qui quelquefois laisse après elle des ophthalmies plus ou moins rebelles, souvent suivies de la perte des cils, sembla l'épargner sous tous les rapports, car à peine lui resta-t-il quelques légères marques au visage.

Son séjour en Égypte se prolongea jusqu'en 1811, et pendant cet intervalle, elle eut de fréquentes ophthalmies, maladie commune dans ce climat, lesquelles durèrent chacune plus ou moins long-temps, et furent traitées d'après les méthodes usitées dans le pays, méthodes qui consistent dans des insufflations de poudres diversement composées, et des instillations au-devant des yeux, avec le sang qui coule des piqûres faites à quelques animaux, aux pigeons en particulier, pratique confiée le plus ordinairement à des femmes.

Pendant toute la durée de son séjour en Égypte, il ne se passa point d'année, que la malade, délivrée momentanément de ses maux d'yeux, en hiver, n'en fût reprise avec plus ou moins d'intensité, en été.

Cependant, chose assez remarquable! la répétition de ces ophthalmies, dans le principe du moins, n'entraîna pas de lésion matérielle, physique, des membranes ni des humeurs de l'œil; et à l'exception des paupières, de plus en plus rouges, tuméfiées, devenues le siége d'un flux journalier de mucosité puriforme assez abondant, avec tendance des cils au renversement en dedans, la malade conserva, ou à peu près, le libre exercice de la vision.

Ses parents, toutefois, conçurent des craintes pour l'avenir ; et la suite apprendra si elles étaient fondées.

A une époque qu'elle ne peut préciser, non loin de celle où elle dut quitter l'Égypte, elle fut de nouveau affectée de mal aux yeux, avec une violence telle, qu'elle se crut menacée de perdre la vue, et qu'on eut recours, pour combattre cette ophthalmie, à un vésicatoire appliqué à la nuque, à des ventouses scarifiées derrière les épaules, à un cautère, aux pédiluves sinapisés, répétés matin et soir ; moyens qui ne réussirent qu'à demi, puisqu'il est vrai que, depuis, les vaisseaux de la conjonctive qui recouvre l'œil restèrent engorgés, la cornée elle-même perdit de sa transparence, conditions qui s'aggravèrent par l'état des paupières elles-mêmes, et par une disposition de plus en plus marquée des cils à se renverser en dedans.

Dans ce fâcheux état, la malade quitta le Grand-Caire, en l'année 1811, et se dirigea par Rosette et Alexandrie vers Salonique.

Cette traversée, qui ordinairement se fait en huit ou dix jours par un temps favorable, fut de quarante-deux jours, à cause des vents contraires; et la malade se trouvant ainsi soumise aux influences les plus propres à exaspérer le mauvais état de sa vue, fut, trois jours avant d'arriver à Salonique, reprise d'une ophthalmie tout aussi violente que jamais.

De quelle efficacité pouvaient être alors de simples lotions avec l'eau de roses? Cependant, découragée par les retours fréquents de ces maux d'yeux, la malade ne fit pas autre chose pendant seize jours qu'elle passa à Salonique, et cela ne l'empêcha pas de se mettre en route pour Janina, *à cheval*, par les plus grandes chaleurs de l'année.

Ce voyage, qui dura vingt-deux jours, acheva de perdre sa vue.

L'impression de la lumière lui était devenue insupportable, et quoique tourmentée par un larmoiement continuel, accompagné d'une sensation de brûlure qui ne lui laissait aucun repos, elle fut réduite à porter constamment un bandeau au - devant des yeux, elle eut le courage de continuer de la même manière sa course vers Corfou.

Arrivée à Corfou avec une ophthalmie des plus graves, compliquée d'érosion et d'obscurcissement nébuleux très-prononcé à l'une et à l'autre cornées, d'un flux palpébral puriforme des plus abondants, et d'un renversement complet des cils en dedans (autre cause d'irritation puissante pour chaque œil), les parents de la malade, justement alarmés, consultèrent un médecin, qui n'hésita pas à déclarer qu'elle resterait aveugle, si elle ne passait l'hiver dans cette ville, où il lui tracerait un traitement à suivre.

Sept mois de soins assidus, pendant lesquels divers moyens furent essayés et abandonnés successivement, ne servirent qu'à établir de la manière la moins équivoque les difficultés qu'il y aurait à rendre à la malade la vue qu'elle était menacée de perdre sans retour ; en effet, elle n'en obtint que peu de soulagement.

Déterminée à poursuivre sa route pour rentrer en France, elle s'embarqua de nouveau pour Brindisi ; et une singulière fatalité fit que cette traversée, qui communément est de vingt-quatre heures, dura treize jours ; ce qui ne dispensa pas la malade de vingt-un jours de quarantaine avant de toucher Naples.

Elle débarqua enfin dans cette ville, où elle passa quinze jours ; sans que l'état de ses yeux qui avait plutôt empiré qu'il ne s'était amélioré, depuis son départ de Corfou, l'engageât à consulter qui que ce soit.

Elle traversa ainsi l'Italie, entra bientôt sur le territoire français, et vint jusqu'à Lyon, abandonnant à la nature le soin d'une guérison que

n'avaient pu lui procurer les secours de l'art, et
se bornant à de simples lotions avec de l'eau
fraîche, pour apaiser la vive cuisson qu'elle res-
sentait habituellement aux yeux.

Nous avons exposé fidèlement les principaux
symptômes de cette ophthalmie, et l'on conçoit
aisément combien *son ancienneté* dut ajouter à
sa gravité, en diminuant les chances de succès,
indépendamment des autres conditions défavorables, relatives à sa constitution, dans lesquelles
se trouvait la malade.

Cela pourrait servir à expliquer les obstacles
que rencontrèrent à sa guérison les gens de l'art,
que la malade consulta pendant les premières
années de son séjour à Paris.

Un des praticiens les plus distingués de cette
ville (qui cependant n'a point l'honneur de sié-
ger dans cette Académie), aux soins duquel elle
fut confiée d'abord pendant deux mois, crut devoir s'attacher, avant tout, à diminuer les symptômes inflammatoires, et lui conseilla dans ce
but l'usage des bains, des boissons rafraîchis-
santes, des collyres émollients et d'un régime
approprié.

Ces divers moyens procurèrent à la malade
un soulagement notable, et tel qu'elle n'en avait
éprouvé depuis long-temps.

En effet, la rougeur, la cuisson, la sensibilité,

le larmoiement qui en était la suite, tous ces symptômes diminuèrent d'intensité; mais rien de fait encore pour rendre aux cornées la transparence qu'elles avaient perdue, redresser les cils vicieusement dirigés, faire cesser le flux puriforme très-abondant qui baignait les paupières et s'écoulait jusque sur les joues.

La malade consulta M. Masson, dit Grandjean, qui prescrivit de suite et sans succès l'application d'un vésicatoire derrière chaque oreille, et l'usage de sa pommade en frictions sur le bord libre des paupières; plus tard, il fit établir un vésicatoire au bras droit, puis au gauche, appliquer itérativement des sangsues aux parties sexuelles, autour des orbites.

Une année entière s'écoula ainsi, sans qu'aucune amélioration fût apportée à la vision, qui, loin de s'éclaircir, semblait se voiler de plus en plus chaque jour.

On appela en consultation M. Lallemand, qui fut d'avis qu'on apposât un très-large vésicatoire derrière le dos; mais la douleur vive et la fièvre qu'il excita, forcèrent bientôt d'y renoncer.

Régent et un médecin anglais ne furent pas plus heureux; enfin, lassée de tant de traitements infructueux, la malade reporta sa confiance sur son premier médecin, le seul qui lui eût procuré quelque soulagement réel.

2

Celui-ci ayant égard au mauvais état des paupières, et attribuant en grande partie (avec juste raison), au renversement des cils, la persistance des accidents aigus, cautérisa à plusieurs reprises avec le nitrate d'argent le bord libre des paupières, dans l'intention de cicatriser les ulcérations qu'il présentait, et pratiqua en même temps l'évulsion des cils.

Une amélioration passagère succéda à chacune de ces cautérisations et de ces évulsions, que Scarpa désapprouve ; le flux palpébral diminua ; mais, les cils renaissant, mêmes symptômes reparaissaient avec eux.

Ce fut là, sans doute, ce qui contre-balança le plus les bons effets qu'on pouvait attendre d'un séton établi à la nuque ; de tous les moyens révulsifs employés jusqu'alors, celui sur lequel on devait le plus compter.

S'il ne guérit point la malade, du moins le bien qu'il lui fit, réveilla en elle l'espoir de recouvrer la vue un jour, et elle garda cet exutoire pendant deux ans.

Tel ne fut point pourtant le prix de sa patience ; et, résignée à son sort, elle suspendit toute espèce de traitement depuis cette époque jusqu'à celle où elle fut mise entre nos mains.

ÉTAT : *Depuis près de vingt-six ans*, la malade était tourmentée d'une ophthalmie qui, après avoir revêtu, pendant la première moitié de ce long laps de temps, un caractère essentiellement aigu, était restée stationnaire, ou à peu près, depuis un même nombre d'années.

Le renversement des cils en dedans, des cils qui, agglutinés, réunis en petits faisceaux isolés, par la chassie, la mucosité puriforme très-abondante, sécrétée journellement par les glandes de Meïbomius, et se desséchant ensuite à l'air, faisaient l'office, en quelque sorte, des dents d'un peigne dirigées constamment contre la surface de l'œil, suffit pour expliquer la persistance des symptômes inflammatoires, dont la conséquence inévitable fut l'*opacité complète* des deux cornées.

Celle-ci était telle, que la malade, réduite à distinguer à peine le jour de la nuit, était, depuis des années, entièrement inapte à se suffire à elle-même pour les besoins de la vie.

De la position où elle se trouvait, à la cécité la mieux confirmée, il n'y avait qu'une nuance presque imperceptible ; et l'on s'en convaincra aisément quand nous dirons (en empruntant les expressions propres de la malade), qu'elle ne jugeait plus des masses que par l'ombre.

Ces diverses circonstances, toutes défavorables qu'elles étaient, ne nous découragèrent point, et n'eussions-nous dû qu'améliorer son sort,

2.

corriger surtout ce que son infirmité avait de répugnant, cela nous parut digne d'exciter notre intérêt au plus haut degré.

Pour atteindre notre but, il nous sembla que la première chose à faire, celle sans laquelle tout espoir était perdu de rendre la vue à la malade, était de nous appliquer à redresser les cils renversés en dedans, et irritant constamment la surface de l'œil ; mais cela exigeait une opération, et pour y décider plus sûrement la malade, ainsi que ses parents, je leur proposai de soumettre mon avis à M. le professeur Dupuytren.

Dans une consultation qui eut lieu le 1er mars 1826, l'opinion émise par M. le baron Dupuytren fut entièrement conforme à la mienne; et il ajouta que, si l'on ne se pressait point d'agir, la malade, sans aucun doute, resterait aveugle.

Nous prîmes donc jour, sans différer, pour l'opération, que je pratiquai le 5 du même mois, de la manière suivante :

La malade étant assise sur une chaise, en face d'une croisée, la tête un peu renversée en arrière et appuyée contre la poitrine d'un aide, chargé de la fixer, nous saisîmes de la main droite, avec une pince à mors plats et mousses, que nous tenions perpendiculairement comme une plume à écrire, entre le pouce et les doigts indicateur et médius, la peau de la paupière supérieure de l'œil droit; nous la soulevâmes dans son centre, et de la main gauche, armé de ciseaux courbes sur leur plat, nous excisâmes, en un seul temps, de dehors en dedans, et parallèlement aux plis de la peau, une assez large portion de cette membrane.

Nous avions préalablement, et à dessein de mieux assurer le succès de l'opération, compris dans une anse de fil de soie un petit faisceau de cils qui devaient nous servir, au moyen d'une douce traction, à ramener en dehors le bord libre de la paupière renversé en dedans, et à affronter plus exactement les deux lèvres de la solution de continuité pratiquée aux dépens de la peau de la paupière.

Nous nous conduisîmes de même à l'égard de l'œil gauche (si ce n'est que nous opérâmes de la main droite); et, l'excision faite sur l'une et l'autre paupières, nous relevâmes nos fils et les fixâmes au front, au moyen d'une bandelette de taffetas d'Angleterre.

L'opération fut courte, peu douloureuse; cependant l'impatience que témoigna la malade ne nous permit pas d'exciser autant de peau que nous nous l'étions proposé, en raison de sa laxité, surtout à gauche.

Point de pansement à faire; nous recommandâmes seulement à la malade de ne point arracher les fils.

Un peu de tuméfaction et de douleur, jointes à quelque augmentation dans la sécrétion de mucosité puriforme fournie par les glandes de Meïbomius, tels furent les résultats immédiats de l'opération; mais ils ne furent que passagers. De simples lotions avec l'eau végéto-minérale, répétées plusieurs fois par jour, suffirent pour diminuer ou faire cesser assez rapidement les unes et les autres; bientôt la plaie faite aux paupières se sécha par le contact de l'air, une croûte s'établit à sa surface, et à mesure que la cicatrice se forma au-dessous d'elle, on put voir le bord libre des paupières se redresser, les cils revenir à leur place naturelle.

Cet heureux changement se fit d'abord remarquer du côté droit; mais nous craignîmes, avec raison, de ne pas obtenir le même succès à gauche, ce qui s'expliquait facilement par la moindre étendue de peau que nous avions excisée de ce côté.

A mesure que, le bord libre des paupières se redressant, les cils s'éloignèrent de la surface de l'œil, l'injection des vaisseaux de la conjonctive et tous les autres symptômes de l'inflammation diminuèrent d'une manière notable.

En moins de huit jours, ils avaient décru de plus de moitié pour l'œil droit ; à ce terme aussi la cicatrisation de la plaie faite à la paupière et le redressement de son bord libre étaient presque complets ; quelques jours plus tard ils furent assurés.

Nous n'obtînmes pas, à beaucoup près, un résultat aussi satisfaisant pour l'œil gauche ; ce qui nous détermina à pratiquer, avec le consentement de la malade, enhardie par l'amélioration obtenue déja, une nouvelle excision, le 19 mars.

Cette fois, nous n'hésitâmes point à resciser la peau de la paupière dans l'étendue que nous jugeâmes convenable, sans rien changer d'ailleurs à notre procédé opératoire ; et nous eûmes lieu de nous applaudir du parti que nous avions pris.

En effet, dès le lendemain de l'opération, nous pûmes présager (ce qui se confirma chaque jour) qu'elle réussirait comme nous avions réussi pour l'œil droit, et mieux encore, dans l'hypothèse où il y aurait à redouter *quelque récidive.*

Au 31 mars, presque plus de trace d'inflammation à l'œil gauche ; depuis plusieurs jours, elle avait entièrement abandonné le droit, et, sans perdre de temps, nous avions commencé à faire, tous les matins, au-devant de celui-ci, les paupières étant écartées, des insufflations avec un mélange, par parties égales, de tutie préparée, de sucre candi et de mercure doux, réduits en poudre impalpable ; et tous les soirs, l'instillation de quelques gouttes de laudanum de Rousseau. Nous ne tardâmes pas à suivre la même marche pour l'œil gauche ; et cette méthode, empruntée tout entière à M. le baron Dupuytren, fut en nos mains, comme nous l'avons vu si souvent à son école, couronnée du succès le plus heureux et le plus inespéré.

Un traitement purement local ne nous parut pas, toutefois, devoir suffire ici ; et nous jugeâmes à propos de lui associer, eu égard à la constitution éminemment lymphatique de la malade, les amers à l'intérieur, tels que la tisane de houblon, le sirop, puis le vin de gentiane et un régime animal.

Aux insufflations et instillations faites scrupuleusement matin et soir, je joignis aussi l'emploi d'un collyre astringent, propre à favoriser la résolution de l'engorgement des paupières, qui persista long-temps après la cessation des symptômes inflammatoires, et à suspendre définitivement le flux de mucosité puriforme dont nous avons parlé plus haut.

Le concours de ces divers moyens, l'exactitude la plus minutieuse dans leur application, ne tardèrent pas à manifester leurs bons effets, sous le point de vue le plus essentiel : *la réhabilitation progressive de la transparence des cornées.*

A mesure qu'elle s'effectua, qu'il fut permis à la malade de concevoir l'espoir de plus en plus fondé de revoir la lumière, il s'opéra dans tout son être un changement qui ne concourut pas faiblement à aider l'action de nos remèdes.

Ce fut chose curieuse de l'entendre journellement nous raconter, avec l'accent de la gaieté, les nouvelles découvertes qu'elle avait faites depuis la veille.

Avant l'opération, à peine distinguait-elle le jour de la nuit; maintenant le passage de l'un à l'autre lui faisait éprouver des sensations bien distinctes.

Cette amélioration ne tarda pas à s'étendre aux objets considérés dans leur ensemble; et la malade qui, depuis nombre d'années, ne marchait qu'à tâtons dans son appartement, commença à prendre plus de confiance.

Bientôt elle acquit des données plus exactes sur la forme, la distance, la direction des corps offerts à sa vue et, comme l'œil gauche avait été de tout temps le moins malade, ce qui est le propre de l'ophthalmie d'Égypte, sans qu'on puisse en savoir la cause, ces heureux changemens s'y firent remarquer plus tôt que dans l'œil droit.

Tous les auteurs qui ont écrit sur l'ophthalmie d'Égypte ont noté ce fait, que l'œil droit est toujours plus gravement affecté que le gauche.

Cette particularité ne pouvait échapper à M. le baron Larrey. « Cela dépend peut-être, dit-il, de l'usage où l'on est de cligner l'œil gauche lorsqu'on est frappé d'une vive lumière, tandis qu'on l'affronte avec le droit ; peut-être aussi de l'habitude où sont presque tous les individus de se coucher sur le côté droit, en sorte que cette région du corps est la première à recevoir les impressions de l'humidité du sol, qui joue un si grand rôle dans la production de l'ophthalmie d'Égypte, plus fréquente pendant le débordement du Nil que dans toute autre saison. »

Cette dernière explication ne nous paraît pas entièrement satisfaisante, attendu qu'elle ne s'applique qu'à l'armée qui bivouaque, tandis que la remarque précitée porte sur toutes les classes de la société indistinctement.

Quoi qu'il en soit, dès les premiers jours du mois de mai, notre malade, toujours attentive à recueillir, pour nous les transmettre, ses propres observations, nous apprit que non-seulement elle apercevait nettement de sa fenêtre les personnes qui passaient dans la rue, mais qu'elle distinguait même chaque individu, pris isolément, tandis qu'auparavant (pour nous servir de ses propres expressions) elle n'aurait pas vu, à pareille distance, *un régiment.*

Le 15 mai, des signes non équivoques d'un état saburral des premières voies s'étant manifestés, nous suspendîmes, pour le moment, le traitement intérieur, sans interrompre le traitement local, et nous prescrivîmes vingt-quatre grains d'ipécacuanha, qui procurèrent plusieurs vomissements de matières muqueuses et bilieuses.

Cette légère secousse produisit un bon effet, et réveilla l'appétit que le manque d'exercice, l'obligation où se trouvait la malade de garder la chambre, avaient pu contribuer à détruire.

Une circonstance plus digne de fixer notre attention, ce fut alors la tendance de plus en plus marquée du bord libre de la paupière supérieure de l'œil droit à reprendre sa direction vicieuse primitive, disposition qui s'était prononcée davantage à mesure que le gonflement s'était dissipé, et à laquelle nous devions attribuer en partie le retard apporté au rétablissement de la transparence de la cornée, coïncidant avec l'injection nouvelle des vaisseaux de la conjonctive.

Devions-nous attendre long-temps encore pour agir, et l'amélioration obtenue déjà ne nous servait-elle pas de règle de conduite ?

Nous ne précipitâmes rien cependant, et nous laissâmes la malade prévenir nos propres intentions ; car ce fut elle qui demanda que nous retranchassions de nouveau une portion de la peau de la paupière relâchée.

Cela fut fait le 6 juin, d'après le procédé indiqué plus haut, et les choses se comportèrent très-exactement de la même manière.

Dès ce moment, nous eûmes la satisfaction de voir les deux cornées marcher d'ensemble vers le retour à une transparence parfaite.

Nous n'oubliâmes point qu'un des meilleurs moyens de le hâter (et ceci se rattache encore à la pratique éclairée de M. le baron Dupuytren), c'est l'emploi répété de deux purgatifs, à titre de contre-stimulants sur le canal intestinal.

L'huile de ricin, d'abord, administrée tous les deux jours à la dose d'une demi-once dans une tasse de bouillon aux herbes, l'eau de sedlitz ensuite, continuées pendant un mois et plus, secondèrent puissamment les applications topiques, et nous conduisirent plus sûrement à notre but.

A mesure que les cornées s'éclaircirent, la malade, affranchie désormais et pour toujours de l'état de dépendance où son infirmité l'avait placée, devança d'elle-même nos desirs, en exerçant sa vue sur des objets de plus en plus petits.

Ainsi, elle ne tarda pas à apercevoir distinctement les chiffres tracés sur le cadran d'une pendule, puis les divisions que sa surface présente.

Bientôt elle essaya même, sans nous en demander avis (ce à quoi nous nous fussions opposé), d'enfiler des aiguilles, au risque de fatiguer ses yeux et d'y rappeler l'inflammation.

Heureusement il n'en fut rien ; mais nous dûmes l'engager à ne pas pousser si loin ses essais, de peur de reculer le terme de sa guérison définitive.

Déja sa condition actuelle était assez avantageusement changée ; naguère elle était à peine capable d'aller seule dans son appartement, sans être exposée à se heurter presque à chaque pas ; maintenant, et quoiqu'elle habite un des quartiers les plus populeux de cette ville, elle n'hésitait pas à sortir seule dans les rues, sans que jamais le moindre accident lui ait donné lieu de se repentir de sa juste sécurité.

Au demeurant, nous crûmes de notre devoir

d'insister, jusqu'à transparence parfaite des cornées, sur le traitement tant intérieur que local qui nous avait si bien réussi, et nous le continuâmes jusqu'en septembre.

A cette époque, l'état des yeux de la malade ne laissant plus rien à désirer, si bien qu'*elle n'est pas reconnaissable* pour les personnes même dans la société desquelles elle a le plus vécu, nous cessâmes toute espèce de médications, d'autant plus heureux du succès complet que nous avons obtenu, qu'il était peut-être moins permis d'y compter.

Résumé :

Une ophthalmie d'Égypte ou asiatique, compliquée de *trichiase*, ou renversement en dedans des cils de l'une et de l'autre paupières, d'un *flux palpébral puriforme* très-abondant, d'*ulcérations* aux cornées, et par suite d'une *opacité complète* de ces deux membranes, dont la conséquence inévitable avait été la *cécité* presque absolue, s'était manifestée à dix ans chez une personne qui en a aujourd'hui trente-six, et avait résisté, pendant cette longue suite d'années, à tous les moyens employés pour la combattre.

Malgré des antécédents aussi fâcheux, nous tentons un dernier effort, et nous nous attachons d'abord à redresser les cils vicieusement dirigés, en pratiquant successivement deux excisions de peau sur chaque paupière, une seule n'ayant point suffi pour obtenir le résultat désiré.

Les cils une fois remis à leur place, tous les symptômes inflammatoires décroissent d'une manière rapide; mais restent *le flux puriforme* très-abondant, plus l'*opacité* des cornées avec *cécité*, dont nous avons parlé plus haut.

Quelques lôtions résolutives, l'emploi des collyres astringents, font cesser le premier.

Nous ne nous dissimulons point les difficultés qui se présenteront, (eu égard à l'*ancienneté* même de la maladie), pour rétablir la transparence des cornées et rendre à la malade la vue qu'elle est menacée de perdre sans retour : nous y réussissons cependant, après sept mois de soins assidus, par un traitement combiné, tant intérieur que local, associé aux dérivatifs sur le canal intestinal; et le succès que nous obtenons est tel, que la malade, délivrée pour toujours de son infirmité, se félicite avec nous d'avoir recouvré le libre exercice de la vision, et jouit comme nous de la surprise qu'un changement d'état aussi satisfaisant qu'inespéré cause à ses proches et à toutes les personnes qui, la connaissant le mieux depuis long-temps, la reconnaissent à peine aujourd'hui.

www.ingramcontent.com/pod-product-compliance
Ingram Content Group UK Ltd.
Pitfield, Milton Keynes, MK11 3LW, UK
UKHW021036120726
13693UKWH00005B/2322